W0319446

Das Saftkur Buch

Der Ratgeber mit 100 Rezepten für eine effektive Säuberung des Körpers

Inklusive 7 Tage Anleitung, Wochenplaner sowie Pulver-, Saft-, Suppen- und Smoothierezepte

1. Auflage
©2019 Maria Engelmann
Alle Rechte vorbehalten.

Alle Ratschläge in diesem Buch wurden vom Autor und vom Verlag sorgfältig erwogen und geprüft. Eine Garantie kann dennoch nicht übernommen werden. Eine Haftung des Autors beziehungsweise des Verlags für jegliche Personen-, Sach- und Vermögensschäden ist daher ausgeschlossen.

Alle Rechte, insbesondere das Recht der Vervielfältigung und Verbreitung der Übersetzung, vorbehalten. Kein Teil des Werkes darf in irgendeiner Form (durch Fotokopie, Mikrofilm oder ein anderes Verfahren) ohne schriftliche Genehmigung des Verlages reproduziert oder unter Verwendung elektronischer Systeme gespeichert, verarbeitet, vervielfältigt oder verbreitet werden.

1. Auflage 2019
© Maria Engelmann

Sonderausgabe

Limitierte Edition

Sie haben dieses Taschenbuch gekauft und möchten es ebenfalls auf dem Tablet lesen? Kein Problem, beim Kauf dieses Buches bekommen Sie das E-Book dazu geschenkt. Sie finden es in Ihrem Amazon-Konto.

Ihr Start in die Saftkur

Sie möchten etwas für Ihren Körper tun, doch oft fehlt die Zeit? Diäten treiben Sie in den Wahnsinn? Müdigkeit und Trägheit sind stetige Begleiter? Ab jetzt nicht mehr!

Wir begleiten Sie 7 Tage lang durch Ihre Saftkur. In diesem Kochbuch und Ratgeber finden Sie alles, was Sie zum Durchstarten benötigen.

Mit der beliebten Art des Saftfasten ist es Ihnen möglich, schnell und gesund Ihren Körper zu reinigen und mit wenig Aufwand viel für Sich heraus zu holen. Saftfasten verlangt etwas Vorbereitung, doch mit der Anleitung dieses Buches wird es für Sie zum Kinderspiel.

Für den Erfolg des Saftfastens ist es wichtig seinen Körper sanft darauf vorzubereiten und möglichst frische Zutaten zu verwenden. Um auch auf der Arbeit oder unterwegs nicht zu einem Fertigsaft greifen zu müssen, finden Sie in diesem Buch leckere pulverisierte Rezepte zum Mitnehmen.

Saftfasten ist eine sanfte Form des Fastens bei der neben Wasser auch Tee und Obst sowie Gemüsesäfte erlaubt sind.

Die Vorbereitung ist eine der wichtigsten Bestandteile des Saftfasten. Neben einem guten Entsafter empfiehlt es sich das Saftfasten in einen ruhigeren Zeitraum zu legen, da zu Beginn leichte Kopfschmerzen durch den Entzug von Zucker und Konservierungsstoffen auftreten können. Des Weiteren können Probleme mit der Verdauung auftreten.

Durch Saftfasten wird der Körper entlastet und das natürliche basische Gleichgewicht wieder hergestellt. Der Nebeneffekt dürfte ein leichter Gewichtsverlust sein, dieser beruht jedoch auf dem Wassermangel nicht auf der Verbrennung von Fettstoffen des Körpers. Daher ist Saftfasten für das Abnehmen weniger geeignet.

Wer über die 7 Tage hinaus Saftfasten möchte, sollte dies unter Absprache des Hausarztes angehen. Damit Ihnen die Zubereitung der richtigenSäfte, Smoothies und Suppen leichter fällt, empfehlen wir Ihnen dieses Buch.

Viel Spaß beim Entsaften und guten Appetit.

Warnung: Nicht für Diabetiker geeignet!

Inhaltsverzeichnis

Der Einlauf

Schon seit jeher hat der Einlauf einen hohenStellenwert. Der Körper scheidet bei einer Fastenkur ununterbrochen Giftstoffesowie Eiweißzerfallsprodukte in den Darm ab. Es gleicht einem ständigem Prozessdes Ausscheidens.

Wird Ihr Darm dabei nicht unterstützt undausgespült, so können diese Abfallprodukte wieder in die Blutbahn gelangen undzu Kopfschmerzen oder Übelkeit führen. Dadurch wird der Einlauf zu einerwichtigen Funktion ihrer Kur. Durch das sanfte Einfließen des Wassers, wird derDarm gedehnt und die Darmperistaltik in Gang gesetzt. Der unnütze Darminhaltwird herausgelöst und schonend abtransportiert.

Ein Blick in die Toilette lässt vieleMenschen erschrecken. Es kann nach einigen Tagen des Fastens zur Ablösung deroberen Zellschicht Ihrer Darmschleimhaut kommen. Diese Strukturen gleichen oftWürmern vom Aussehen her, sind jedoch ein gutes Zeichen der Reinigung IhresDarmes.

Das passendeEinlaufgerät erhalten Sie in jeder Apotheke und auch in gut ausgestattetenReformhäusern.

Die Vorbereitung

Schauen Sie zuvor, dass Sie alles im Haus haben, was Sie über die Woche brauchen werden. Neben einem Entsafter brauchen Sie frisches Obst und Gemüse sowie zuckerfreie Tee Sorten. Pro Tag empfiehlt es sich 5-8 Säfte zu trinken.

Bedenken Sie jedoch, dass reine Obstsäfte sehr viel Fruchtzucker enthalten können und dadurch abwechslungsreich mit Obst, Gemüse und Kräutern experimentiert werden darf.

Feste Nährstoffe sind in den nächsten 7 Tagen für Sie nicht von Bedeutung. Alles was Sie benötigen, erhalten Sie durch Ihre Säfte.

Des Weiteren empfehlen wir Ihnen ein Einlaufgerät, um Ihren Darm bestmöglich bei der Ausstoßung der Giftstoffe zu unterstützen.

Der Wochenplaner

Mit einem Plan kommt man nicht nur deutlicher leichter durchs Leben sondern auch durch eine Diät. Aus diesem Grund möchten wir Ihnen an dieser Stelle einen Wochenplaner aushändigen. Klicken oder kopieren Sie einfach den Link und Sie können den Plan downloaden.

Beachten Sie dabei genug Dosen parat zu haben. Das ganze Essen für die Woche muss schließlich kühl und dicht verschlossen werden.

Hier geht es zu Ihrem Wochenplaner: https://cutt.ly/noEb2X (in Groß) – Auf nächster Seite in klein.

Falls Ihnen der Wochenplaner gefällt oder Sie Verbesserungsvorschläge haben, so schreiben Sie uns diese doch bitte einfach
unter: info@ml-Verlag.de

MEIN WOCHENPLANER

WOCHE:

	FRÜHSTÜCK	MITTAGESSEN	ABENDESSEN	SNACKS
MO				
DI				
MI				
DO				
FR				
SA				
SO				

EINKAUFSLISTE

Tag 1

Heute beginnen Sie mit ihrer 7 Tage Kur.
Willkommen im 1 Tag Ihrer Reise.
Dem Reinigungstag.

Bitte überspringen Sie diesen wichtigen Teil der 7 Tage Kur nicht, der Darm ist ein sehr wichtiges Organ für Ihren Körper.

Beginnen Sie diesen Tag entspannt mit zwei Gläsern Sauerkrautsaft oder Grapefruitsaft. Beginnen Sie das Abführen durch Hilfe von Glaubersalz oder einem Klistier Einlauf. Sie gerne des Weiteren Rizinusöl zusätzlich einnehmen.

Für das Abführen durch Rizinusöl, welches nach ca. 3 Stunden seine Wirkung zeigt, empfehlen wir Ihnen morgens 3 EL Rizinusöl in 1 Liter Grapefruitsaft zu geben und langsam zu trinken. Achten Sie auf ausreichend Flüssigkeit über den Tag verteilt.

Achtung! Den Grapefruitsaft nicht einnehmen, wenn Sie Medikamente zu sich nehmen, da dieser auch die Leber reinigt und somit die Wirkung Ihrer Medikamente verändern kann. In diesem Falle empfiehlt sich warmes Wasser.

Das Abführen mit Glaubersalz entfaltet seine Wirkung ebenfalls nach ca. 2-3 Stunden und wird in lauwarmen Wasser aufgelöst. Dafür nehmen Sie morgens 30g Glaubersalz und mischen es in einem 1/2 Liter warmen Wasser. Trinken Sie das Glaubersalz innerhalb von 15 Minuten aus. Achten Sie über den Tag verteilt auf eine ausreichende Flüssigkeitsmenge.

Für das Abführen mit einem Klistier folgen Sie bitte der Anweisung der Verpackung. Das Klistier erhalten Sie in jeder Apotheke. Auch hier gilt es über den Tag verteilt auf ausreichend Flüssigkeit zu achten.Ihre Trinkmenge sollte heute bei 1,5-2 Litern liegen.

Über den Tag verteilt ist es Ihnen heute erlaubt bis zu 1,5KG Obst zu sich zu nehmen. Achten Sie bei der Wahl Ihres Obstes auf wenig Säure und kauen Sie mit bedacht Ihre Mahlzeit.

Tag 2

Willkommen im 2 Tag Ihrer Reise.
Dem Fastentag

Ab heute beginnt Ihre Reise richtig.

Durch den Vorbereitungstag fühlen Sie sich leichter und gereinigter.

Ab dem heutigen Tag genießen Sie bis zu 1 Liter Obst und Gemüsesäfte täglich.

Insgesamt sollte ihre Trinkmenge zwischen 2-3 Liter pro Tag liegen.

Die Rezepte für leckere Säfte finden Sie nachfolgend.

Der Tipp zum heutigen Tag:

Sollten Sie frieren empfiehlt es sich eine Fastensuppe zu genießen. Dafür können Sie sich einfach einen der Gemüsesäfte zubereiten und Ihn mit frischen Ingwer oder Zitrone versehen.

Tag 3

Willkommen im 3 Tag Ihrer Reise.
Einem weiteren Fastentag.

Der Tipp zum heutigen Tag:

Wenn sich das Hungergefühl zeigt, trinken Sie Tee oder Wasser. Lenken Sie sich an der frischen Luft ab oder legen Sie ein kleines Work Out ein. Auch das Zähneputzen kann gegen das Hungergefühl helfen.

Genießen Sie bis zu 1 Liter Obst und Gemüsesäfte täglich.

Insgesamt sollte Ihre Trinkmenge zwischen 2-3 Liter pro Tag liegen.

Die Rezepte für leckere Säfte finden Sie nachfolgend.

Tag 4

Willkommen im 4 Tag Ihrer Reise.

Der Tipp zum heutigen Tag:

Setzen Sie sich kleine Belohnungen. Kaufen Sie sich die Schuhe die seit langem Ihr Interesse wecken oder schauen Sie sich einen Film an.

Genießen Sie bis zu 1 Liter Obst und Gemüsesäfte täglich.

Insgesamt sollte Ihre Trinkmenge zwischen 2-3 Liter pro Tag liegen.

Die Rezepte für leckere Säfte finden Sie nachfolgend

Tag 5

Willkommen im 5 Tag Ihrer Reise.

Der Tipp zum heutigen Tag:

Nutzen Sie die gewonnen Zeit, die Sie durch das nicht kochen müssen gewinnen. Erledigen Sie aufgeschobenes, telefonieren Sie mal wieder ausgiebig oder lesen Sie ein gutes Buch.

Genießen Sie bis zu 1 Liter Obst und Gemüsesäfte täglich.

Insgesamt sollte ihre Trinkmenge zwischen 2-3 Liter pro Tag liegen.

Die Rezepte für leckere Säfte finden Sie nachfolgend.

Tag 6

Willkommen im 6 Tag Ihrer Reise.

Der Tip zum heutigen Tag:

Sollte sich eine leichte Unruhe einstellen, nutzen Sie die Gelegenheit und entspannen Sie sich durch leichte Atemübungen.

Auch gegen Kopfschmerzen ist ein schnelles Mittel griffbereit. Einfach Minzöl mit den Fingern sanft auf den Schläfen verteilen und den Nacken massieren.

Bei Magenbeschwerden helfen Kräuterteesorten wie Fenchel, Kümmel oder auch Anis.

Sollte sich Durchfall einstellen, empfiehlt es sich auf die Obstsäfte zu verzichten und die Gemüsesäfte zu verdünnen.

Genießen Sie bis zu 1 Liter Obst und Gemüsesäfte täglich.

Insgesamt sollte ihre Trinkmenge zwischen 2-3 Liter pro Tag liegen.

Die Rezepte für leckere Säfte finden Sie nachfolgend.

Tag 7

Heute beenden Sie ihre 7 Tage Kur. Willkommen im Tag 7 Ihrer Reise. Dem Fastenbrechen.

Dieser Tag ist ein bedeutungsvoller Abschnitt um den Körper und Sie auf sanfte Weise, zur festen Nahrung zurück zu führen.

Die Umstellung vom festen Essen auf das Fasten ist ein leichteres für den Körper gewesen. Die Umstellung vom Fasten auf feste Nahrung bedarf jedoch mehr.

Ihr Stoffwechsel und die Verdauung waren im Ruhemodus und müssen langsam daran gewöhnt werden, die Tätigkeit wieder aufzunehmen.

Viele Menschen nutzen das Fastenbrechen um einen neuen Ernährungsweg einzuschlagen.

Als Faustregel gilt :
7 Tage fasten / 2 Tage Fastenbrechen

Es empfiehlt sich mit leichten Kräutertees in den Tag zu starten.

Die Zwischenmahlzeit sollte aus Mus bestehen den Sie fein speicheln können.

Mittags ist eine Gemüsesuppe zu empfehlen.

Nachmittags sollte eine weitere Tasse Kräutertee eingeplant werden.

Abends ist es zu empfehlen, eine festigende Suppe langsam zu genießen.

Pulver für Säfte

Pflaumen Pfirsich Aprikosen Pulver

Zubereitungszeit:	Dörrzeit:	Temperatur:
10 Minuten	10-12 Stunden	45 Grad Celsius

Zutaten für 7 Portionen:

1 KG Pflaumen | 250g Aprikosen | 500g Pfirsich

Zubereitung:

1. Die Pflaumen und die Aprikosen sowie die Pfirsiche waschen, halbieren und den Kern heraus lösen.

2. Das Obst klein hacken.

3. Die Gitter ihres Dörrautomates heraus nehmen, mit Backpapier belegen und mit den Zutaten füllen. In den Dörrautomaten wieder einsetzen und bei 40° Grad Celsius für 10-12 Stunden dörren. Nach der Hälfte der Zeit die Frucht wenden.

4. Für die Zubereitung im Backofen den Backofen auf 40°C vorheizen. Ein Backblech mit Backpapier auslegen und die Frucht darauf verteilen. Die Tür des Backofens zwischen durch öffnen um die Feuchtigkeit heraus zu lassen oder einen Holzkochlöffel dazwischen stecken.

5. Nach dem Dörren das fertig gedörrte Zutaten in eine Kaffee Mühle geben und zu Pulver mahlen. Das Pulver am besten in Gläsern oder Luftdichten Dosen verwahren.

6. Zum Verzehr 2-3EL des Pulvers in Wasser einrühren.

Kirsch Himbeere Orangen Pulver

Zubereitungszeit:
10 Minuten

Dörrzeit:
10-12 Stunden

Temperatur:
45 Grad Celsius

Zutaten für 7 Portionen:

1 KG Kirschen | 500g Himbeeren | 1 KG Orangen

Zubereitung:

1. Die Orangen schälen und in Stücke hacken.

2. Die Kirschen und Himbeeren waschen, die Kirschen entsteinen und halbieren.

3. Die Gitter ihres Dörrautomates heraus nehmen, mit Backpapier belegen und mit den Zutaten füllen. In den Dörrautomaten wieder einsetzen und bei 40° Grad Celsius für 10-12 Stunden dörren. Nach der Hälfte der Zeit die Frucht wenden.

4. Für die Zubereitung im Backofen den Backofen auf 40°C vorheizen. Ein Backblech mit Backpapier auslegen und die Frucht darauf verteilen. Die Tür des Backofens zwischen durch öffnen um die Feuchtigkeit heraus zu lassen oder einen Holzkochlöffel dazwischen stecken.

5. Nach dem Dörren das fertig gedörrte Zutaten in eine Kaffee Mühle geben und zu Pulver mahlen. Das Pulver am besten in Gläsern oder Luftdichten Dosen verwahren.

6. Zum Verzehr 2-3EL des Pulvers in Wasser einrühren.

Karotten Apfel Pulver

Zubereitungszeit:
10 Minuten

Dörrzeit:
10-12 Stunden

Temperatur:
45 Grad Celsius

Zutaten für 7 Portionen:

1 KG Karotten | 500g Äpfel

Zubereitung:

1. Die Äpfel und die Karotten schälen. Die Karotten vom Grün befreien, die Äpfel vom Kerngehäuse lösen.

2. Die Äpfel und die Karotten über einer Reibe reiben.

3. Die Gitter ihres Dörrautomates heraus nehmen, mit Backpapier belegen und mit den Zutaten füllen. In den Dörrautomaten wieder einsetzen und bei 40° Grad Celsius für 10-12 Stunden dörren. Nach der Hälfte der Zeit die Frucht wenden.

4. Für die Zubereitung im Backofen den Backofen auf 40°C vorheizen. Ein Backblech mit Backpapier auslegen und die Frucht darauf verteilen. Die Tür des Backofens zwischen durch öffnen um die Feuchtigkeit heraus zu lassen oder einen Holzkochlöffel dazwischen stecken.
5. Nach dem Dörren das fertig gedörrte Zutaten in eine Kaffee Mühle geben und zu Pulver mahlen. Das Pulver am besten in Gläsern oder Luftdichten Dosen verwahren.

6. Zum Verzehr 2-3EL des Pulvers in Wasser einrühren.

Tomaten Chili Basilikum Pulver

Zubereitungszeit:	Dörrzeit:	Temperatur:
10 Minuten	10-12 Stunden	45 Grad Celsius

Zutaten für 7 Portionen:

1 Bund Basilikum | 1 KG Tomaten | 1 Chili

Zubereitung:

1. Die Tomaten waschen und den Strunk entfernen, die Tomaten klein hacken. Den Basilikum waschen und abtropfen, den Basilikum klein hacken.

2. Die Chili vom Strunk trennen und klein hacken.

3. Die Gitter ihres Dörrautomates heraus nehmen, mit Backpapier belegen und mit den Zutaten füllen. In den Dörrautomaten wieder einsetzen und bei 40° Grad Celsius für 10-12 Stunden dörren. Nach der Hälfte der Zeit die Frucht wenden.

4. Für die Zubereitung im Backofen den Backofen auf 40°C vorheizen. Ein Backblech mit Backpapier auslegen und die Frucht darauf verteilen. Die Tür des Backofens zwischen durch öffnen um die Feuchtigkeit heraus zu lassen oder einen Holzkochlöffel dazwischen stecken.

5. Nach dem Dörren das fertig gedörrte Zutaten in eine Kaffee Mühle geben und zu Pulver mahlen. Das Pulver am besten in Gläsern oder Luftdichten Dosen verwahren.

6. Zum Verzehr 2-3EL des Pulvers in Wasser einrühren.

Gurke Apfel Ingwer Pulver

Zubereitungszeit:
10 Minuten

Dörrzeit:
10-12 Stunden

Temperatur:
45 Grad Celsius

Zutaten für 7 Portionen:

1 KG Äpfel | 80g Ingwer | 2 Salatgurken

Zubereitung:

1. Die Äpfel und Gurke schälen, das Kerngehäuse vom Apfel entfernen und beides in dünne Scheiben schneiden.

2. Den Ingwer schälen und mit einer Reibe fein reiben.

3. Die Gitter ihres Dörrautomates heraus nehmen, mit Backpapier belegen und mit dem Obst und dem Ingwer füllen. In den Dörrautomaten wieder einsetzen und bei 40° Grad Celsius für 10-12 Stunden dörren. Nach der Hälfte der Zeit die Frucht wenden.

4. Für die Zubereitung im Backofen den Backofen auf 40°C vorheizen. Ein Backblech mit Backpapier auslegen und die Frucht darauf verteilen. Die Tür des Backofens zwischen durch öffnen um die Feuchtigkeit heraus zu lassen oder einen Holzkochlöffel dazwischen stecken.

5. Nach dem Dörren das fertig gedörrte Obst und den Ingwer in eine Kaffee Mühle geben und zu Pulver mahlen. Das Pulver am besten in Gläsern oder Luftdichten Dosen verwahren.

6. Zum Verzehr 2-3EL des Pulvers in Wasser einrühren.

Gurke Sellerie Karotte Tomate Pulver

Zubereitungszeit:
10 Minuten

Dörrzeit:
10-12 Stunden

Temperatur:
45 Grad Celsius

Zutaten für 7 Portionen:

1 Salatgurke | 2 Tomaten | 3 Stangen Sellerie | 500g Karotten

Zubereitung:

1. Die Tomaten und den Sellerie waschen und vom Strunk entfernen, beides in kleine Stücke hacken.

2. Die Gurken und Möhren schälen und in feine Stücke hacken.

3. Die Gitter ihres Dörrautomates heraus nehmen, mit Backpapier belegen und mit dem Gemüse füllen. In den Dörrautomaten wieder einsetzen und bei 40° Grad Celsius für 10-12 Stunden dörren. Nach der Hälfte der Zeit die Frucht wenden.

4. Für die Zubereitung im Backofen den Backofen auf 40°C vorheizen. Ein Backblech mit Backpapier auslegen und die Frucht darauf verteilen. Die Tür des Backofens zwischen durch öffnen um die Feuchtigkeit heraus zu lassen oder einen Holzkochlöffel dazwischen stecken.

5. Nach dem Dörren das fertig gedörrte Gemüse in eine Kaffee Mühle geben und zu Pulver mahlen. Das Pulver am besten in Gläsern oder Luftdichten Dosen verwahren.

6. Zum Verzehr 2-3EL des Pulvers in Wasser einrühren.

Ingwer Orangen Karotten Pulver

Zubereitungszeit:
10 Minuten

Dörrzeit:
10-12 Stunden

Temperatur:
45 Grad Celsius

Zutaten für 7 Portionen:

50g Ingwer | 8 Äpfel | 8 Orangen | 4 Karotten

Zubereitung:

1. Die Karotten und die Äpfel sowie den Ingwerschälen und das Kerngehäuse entfernen, die Äpfel und die Karotten über einer Reibe auf ein Backblech reiben. Die Orangen schälen und in dünne Scheiben schneiden.

2. Die Maße glatt streichen und die Orangenscheiben daneben verteilen.

3. Die Gitter ihres Dörrautomates heraus nehmen, mit Backpapier belegen und mit dem Obst füllen. In den Dörrautomaten wieder einsetzen und bei 40° Grad Celsius für 10-12 Stunden dörren. Nach der Hälfte der Zeit die Frucht wenden.

4. Für die Zubereitung im Backofen den Backofen auf 40°C vorheizen. Ein Backblech mit Backpapier auslegen und die Frucht darauf verteilen. Die Tür des Backofens zwischen durch öffnen um die Feuchtigkeit heraus zu lassen oder einen Holzkochlöffel dazwischen stecken.

5. Nach dem Dörren das fertig gedörrte Obst in eine Kaffee Mühle geben und zu Pulver mahlen. Das Pulver am besten in Gläsern oder Luftdichten Dosen verwahren.

6. Zum Verzehr 2-3EL des Pulvers in Wasser einrühren.

Kiwi Minze Pulver

Zubereitungszeit:
10 Minuten

Dörrzeit:
10-12 Stunden

Temperatur:
45 Grad Celsius

Zutaten für 7 Portionen:

8 Kiwi | 400g Minze frisch

Zubereitung:

1. Die Kiwi schälen und in dünne Scheiben schneiden.

2. Die Minze vom dicken Stiel trennen.

3. Die Gitter ihres Dörrautomates heraus nehmen, mit Backpapier belegen und mit den Kiwi und der Minze füllen. In den Dörrautomaten wieder einsetzen und bei 40° Grad Celsius für 10-12 Stunden dörren. Nach der Hälfte der Zeit die Frucht wenden.

4. Für die Zubereitung im Backofen den Backofen auf 40°C vorheizen. Ein Backblech mit Backpapier auslegen und die Frucht darauf verteilen. Die Tür des Backofens zwischen durch öffnen um die Feuchtigkeit heraus zu lassen oder einen Holzkochlöffel dazwischen stecken.

5. Nach dem Dörren das fertig gedörrte Obst in eine Kaffee Mühle geben und zu Pulver mahlen. Das Pulver am besten in Gläsern oder Luftdichten Dosen verwahren.

6. Zum Verzehr 2-3EL des Pulvers in Wasser einrühren.

Erdbeere Himbeere Blaubeere Pulver

Zubereitungszeit:
10 Minuten

Dörrzeit:
10-12 Stunden

Temperatur:
45 Grad Celsius

Zutaten für 7 Portionen:

1KG Erdbeeren | 500g Blaubeeren | 500g Himbeeren

Zubereitung:

1. Die Erdbeeren vom Grün trennen und zusammen mit den anderen Früchten waschen.

2. Die Erdbeeren in dünne Scheiben schneiden. Die Beeren abgetropft auf ein Backblech geben.

3. Die Gitter ihres Dörrautomates heraus nehmen, mit Backpapier belegen und mit dem Obst füllen. In den Dörrautomaten wieder einsetzen und bei 40° Grad Celsius für 10-12 Stunden dörren. Nach der Hälfte der Zeit die Frucht wenden.

4. Für die Zubereitung im Backofen den Backofen auf 40°C vorheizen. Ein Backblech mit Backpapier auslegen und die Frucht darauf verteilen. Die Tür des Backofens zwischen durch öffnen um die Feuchtigkeit heraus zu lassen oder einen Holzkochlöffel dazwischen stecken.

5. Nach dem Dörren das fertig gedörrte Obst in eine Kaffee Mühle geben und zu Pulver mahlen. Das Pulver am besten in Gläsern oder Luftdichten Dosen verwahren.

6. Zum Verzehr 2-3EL des Pulvers in Wasser einrühren.

Bananen Minze Pulver

Zubereitungszeit:
10 Minuten

Dörrzeit:
10-12 Stunden

Temperatur:
45 Grad Celsius

Zutaten für 7 Portionen:

8 Bananen | 400g Minze frisch

Zubereitung:

1. Die Bananen schälen und in dünne Scheiben schneiden.

2. Die Minze vom dicken Stiel trennen.

3. Die Gitter ihres Dörrautomates heraus nehmen, mit Backpapier belegen und mit den Bananen und der Minze füllen. In den Dörrautomaten wieder einsetzen und bei 40° Grad Celsius für 10-12 Stunden dörren. Nach der Hälfte der Zeit die Frucht wenden.

4. Für die Zubereitung im Backofen den Backofen auf 40°C vorheizen. Ein Backblech mit Backpapier auslegen und die Frucht darauf verteilen. Die Tür des Backofens zwischen durch öffnen um die Feuchtigkeit heraus zu lassen oder einen Holzkochlöffel dazwischen stecken.

5. Nach dem Dörren das fertig gedörrte Obst in eine Kaffee Mühle geben und zu Pulver mahlen. Das Pulver am besten in Gläsern oder Luftdichten Dosen verwahren.

6. Zum Verzehr 2-3EL des Pulvers in Wasser einrühren.

Smoothie Rezepte

Grüner Smoothie

Zubereitungszeit: 5 Minuten

Schwierigkeitsgrad: Leicht

Zutatenliste für 1 Portion:

1 Packung Grüne Soße Kräuter TK | 200ml Wasser | 1 Zitrone

1 Prise Salz und Pfeffer

Zubereitung:

1. Die Kräuter der Grünen Soße in den Mixer geben und antauen lassen, das Wasser hinzufügen.

2. Die Zitrone auspressen und den Saft auffangen.

3. Die Zutaten zusammen mit dem Wasser und den Gewürzen in einen Mixer geben und gut pürieren.

Spinat Gurke Smoothie

Zubereitungszeit: 5 Minuten

Schwierigkeitsgrad: Leicht

Zutatenliste für 1 Portion:

300g Spinat frisch | 1 Salat Gurke | 300ml Wasser

1 Stück Ingwer | 1 Zitrone

Zubereitung:

1. Den Spinat waschen und abtropfen lassen. Die Gurke schälen und in grobe Stücke zerkleinern.

2. Die Zitrone auspressen und den Saft auffangen. Den Ingwer schälen und klein hacken.

3. Die Zutaten zusammen mit dem Wasser in einen Mixer geben und gut pürieren.

Beeren Smoothie

Zubereitungszeit: 5 Minuten

Schwierigkeitsgrad: Leicht

Zutatenliste für 1 Portion:

100g Blaubeeren | 100g Johannisbeeren | 100g Himbeeren

100g Brombeeren | 250ml Wasser

Zubereitung:

1. Die Beeren waschen und gut abtropfen lassen.

2. Die Beeren in den Mixer geben.

3. Das Wasser in den Mixer geben und alles gut pürieren.

Kiwi Smoothie

Zubereitungszeit: 5 Minuten

Schwierigkeitsgrad: Leicht

Zutatenliste für 1 Portion:

2 Kiwi | 1 Nektarine | 5 Weintrauben | 1 Banane | 300ml Wasser

Zubereitung:

1. Die Kiwi halbieren und mit Hilfe eines Esslöffels heraus lösen. Die Weintrauben und die Nektarine waschen. Die Nektarine halbieren und den Stein heraus lösen.

2. Die Banane schälen und halbieren.

3. Die Zutaten zusammen mit dem Wasser in einen Mixer geben und gut pürieren.

Wassermelonen Smoothie

Zubereitungszeit: 5 Minuten

Schwierigkeitsgrad: Leicht

Zutatenliste für 1 Portion:

1 Wassermelone | 1 Apfel | 2 Pfirsiche | 1 Banane

150ml Wasser

Zubereitung:

1. Die Wassermelone halbieren und das Fruchtfleisch und den Saft in den Mixer geben.

2. Die Pfirsiche waschen und den Stein heraus lösen. Den Apfel schälen und das Kerngehäuse entfernen, den Apfel mit den Pfirsichen in den Mixer geben.

3. Die Banane schälen und zusammen mit dem Wasser in einen Mixer geben und gut pürieren.

Apfel Karotte Smoothie

Zubereitungszeit: 5 Minuten

Schwierigkeitsgrad: Leicht

Zutatenliste für 1 Portion:

2 Apfel | 2 Karotten | 300ml Wasser | 1 Zitrone

1 Daumenstück Ingwer

Zubereitung:

1. Die Karotten schälen und vom Grün entfernen, die Karotten für den Mixer zerkleinern. Die Äpfel schälen und das Kerngehäuse heraus trennen, die Äpfel in Viertel schneiden.

2. Die Zitrone auspressen und den Saft auffangen. Den Ingwer schälen und klein hacken.

3. Die Zutaten zusammen mit dem Wasser in einen Mixer geben und gut pürieren.

Bananen Smoothie

Zubereitungszeit: 5 Minuten

Schwierigkeitsgrad: Leicht

Zutatenliste für 1 Portion:

2 Bananen | 100g Erdbeeren | 50g Kirschen | 300ml Wasser

Zubereitung:

1. Die Bananen schälen und halbieren.

2. Die Kirschen waschen und halbieren, den Stein heraus lösen. Die Erdbeeren vom Grün befreien und waschen.

3. Die Zutaten zusammen mit dem Wasser in einen Mixer geben und gut pürieren.

Gemüse Smoothie

Zubereitungszeit: 5 Minuten **Schwierigkeitsgrad:** Leicht

Zutatenliste für 1 Portion:

1 Stück Ingwer | 1 Stange Sellerie | 1/2 Kohlrabi | 1 Tomate

1 Packung Italienischer Kräuter TK | 300ml Wasser

Zubereitung:

1. Die Tomate waschen und den Strunk entfernen, die Tomate halbieren. Den Ingwer schälen und fein hacken.

2. Den Sellerie waschen und leicht schälen bei Bedarf, den Sellerie klein schneiden. Den Kohlrabi schälen und klein schneiden.

3. Die Zutaten zusammen mit dem Wasser in einen Mixer geben und gut pürieren.

Gelbe Früchte Smoothie

Zubereitungszeit: 5 Minuten

Schwierigkeitsgrad: Leicht

Zutatenliste für 1 Portion:

1 Orange | 2 Karotten | 1 Apfel | 4 Aprikosen | 300ml Wasser

5 Eiswürfel

Zubereitung:

1. Die Orange schälen und die Kerne entfernen. Die Karotten schälen und das Grün entfernen, die Karotten klein hacken.

2. Die Aprikosen waschen und den Kern entfernen. Den Apfel schälen und das Kerngehäuse heraus trennen.

3. Die Zutaten zusammen mit dem Wasser in einen Mixer geben und gut pürieren.

Rote Früchte Smoothie

Zubereitungszeit: 5 Minuten

Schwierigkeitsgrad: Leicht

Zutatenliste für 1 Portion:

150g Erdbeeren | 50g Kirschen | 300ml Wasser | 1 Zitrone

1 Daumenstück Ingwer

Zubereitung:

1. Die Erdbeeren waschen und den Strunk entfernen. Die Kirschen waschen und halbieren, den Stein heraus lösen.

2. Die Zitrone auspressen und den Saft auffangen. Den Ingwer schälen und klein hacken.

3. Die Zutaten zusammen mit dem Wasser in einen Mixer geben und gut pürieren.

Saft Rezepte

Rote Beete Saft

Zubereitungszeit: 10 Minuten

Schwierigkeitsgrad: Leicht

Zutatenliste für 1 Portion:

2 Birnen | 1 Rote Beete | 2 Äpfel | 3 Karotten | 1 Limette

Zubereitung:

1. Die Rote Beete waschen und in Viertel schneiden. Die Limette halbieren und den Saft auspressen und auffangen.

2. Die Äpfel und Birnen waschen und in Viertel schneiden, das Kerngehäuse heraus lösen. Die Karotte waschen und das Grün entfernen. Die Zutaten in den Entsafter geben.

3. Die Zutaten zusammen entsaften und dem Limettensaft mischen.

Kokos Ananas Saft

Zubereitungszeit: 10 Minuten **Schwierigkeitsgrad:** Leicht

Zutatenliste für 1 Portion:

1 Ananas | 200ml Kokoswasser ohne Zucker | 1 Orange

Zubereitung:

1. Die Orange halbieren und den Saft auspressen und mit dem Kokoswasser mischen.

2. Die Ananas schälen und den Strunk entfernen.

3. Die Ananas in den Entsafter geben und entsaften. Den Saft der Ananas mit dem Kokoswasser mischen.

Erdbeere Bananen Saft

Zubereitungszeit: 10 Minuten

Schwierigkeitsgrad: Leicht

Zutatenliste für 1 Portion:

2 Bananen | 500g Erdbeeren | 1 Stängel Minze

Zubereitung:

1. Die Kräuter waschen und abtropfen lassen. Die Kräuter in den Entsafter geben.

2. Die Erdbeeren waschen und das Grün entfernen.

3. Die Bananen schälen.

4. Alles in den Entsafter geben und entsaften.

Orangen Ingwer Saft

Zubereitungszeit: 10 Minuten **Schwierigkeitsgrad:** Leicht

Zutatenliste für 1 Portion:

500g Orangen | 20g Ingwer | 2 Karotten | 1 Apfel

Zubereitung:

1. Den Ingwer schälen. Den Apfel schälen und den Strunk mit dem Kerngehäuse entfernen.

2. Die Orangen schälen und die Karotte waschen, das Grün entfernen.

3. Die Zutaten zusammen in den Entsafter geben und entsaften, bei Bedarf mit Wasser verdünnen.

Honigmelonen Ingwer Saft

Zubereitungszeit: 10 Minuten

Schwierigkeitsgrad: Leicht

Zutatenliste für 1 Portion:

1 Honigmelone | 1 Salatgurke | 15g Ingwer | 2 Äpfel Grün

Zubereitung:

1. Die Honigmelone halbieren und die Kerne heraus nehmen. Das Fruchtfleisch von der Schale trennen.

2. Die Salatgurke waschen und die Enden entfernen.

3. Den Ingwer schälen.

4. Die Äpfel waschen und das Kerngehäuse heraus trennen.

5. Alle Zutaten in den Entsafter geben und entsaften.

Honigmelone Saft

Zubereitungszeit: 10 Minuten

Schwierigkeitsgrad: Leicht

Zutatenliste für 1 Portion:

1 Honigmelone | 200g Erdbeeren | 1 Apfel, 50g Himbeeren

Zubereitung:

1. Die Beeren waschen und das Grün der Erdbeeren entfernen.

2. Die Honigmelone halbieren, die Kerne heraus lösen und das Fruchtfleisch in den Entsafter geben. Die Beeren hinzufügen.

3. Den Apfel waschen und das Kerngehäuse entfernen. Den Apfel mit in den Entsafter geben und alles gut entsaften.

Himbeere Mandarinen Saft

Zubereitungszeit: 10 Minuten

Schwierigkeitsgrad: Leicht

Zutatenliste für 1 Portion:

200g Himbeeren | 8 Mandarinen | 2 Äpfel | 2 Orangen

Zubereitung:

1. Die Orangen halbieren und auspressen.

2. Die Himbeeren waschen und abtropfen lassen.

3. Die Äpfel waschen und das Kerngehäuse entfernen.

4. Die Mandarinen schälen.

5. Alles in den Entsafter geben und entsaften, die Säfte mischen.

Scharfer Erdbeere Saft

Zubereitungszeit: 10 Minuten

Schwierigkeitsgrad: Leicht

Zutatenliste für 1 Portion:

500g Erdbeere | 4 Äpfel Grün | 1 Chili

Zubereitung:

1. Die Chili waschen und den Strunk sowie die Kerne entfernen.

2. Die Erdbeeren waschen und das Grün entfernen.

3. Die Äpfel waschen und das Kerngehäuse entfernen.

4. Alles in den Entsafter geben und entsaften.

Karotten Honigmelonen Saft

Zubereitungszeit: 10 Minuten **Schwierigkeitsgrad:** Leicht

Zutatenliste für 1 Portion:

6 Karotten | 1 Honigmelone | 4 Äpfel rot

Zubereitung:

1. Die Karotten waschen und vom Grün entfernen.

2. Die Melone halbieren und die Kerne heraus lösen, das Fruchtfleisch klein schneiden.

3. Die Äpfel waschen und das Kerngehäuse heraus trennen.

4. Alles in den Entsafter geben und entsaften.

Sojasprossen Saft

Zubereitungszeit: 10 Minuten

Schwierigkeitsgrad: Leicht

Zutatenliste für 1 Portion:

200g Sojasprossen | 1 Fenchel | 4 Tomaten | 2 Karotten

1 Stange Sellerie | 2 Stängel Basilikum | 2 Stängel Rosmarin

2 Stängel Thymian

Zubereitung:

1. Die Kräuter waschen und abtropfen lassen. Die Kräuter in den Entsafter geben.

2. Den Sellerie waschen und die trockenen Enden entfernen.

3. Die Tomaten waschen und halbieren.

4. Die Sojasprossen waschen und abtropfen lassen.

5. Den Fenchel waschen und die äußere Schicht entfernen.

6. Alles zusammen in den Entsafter geben und entsaften.

Mandarinen Orangen Saft

Zubereitungszeit: 10 Minuten

Schwierigkeitsgrad: Leicht

Zutatenliste für 1 Portion:

6 Orangen | 6 Mandarinen | 1 Apfel

Zubereitung:

1. Die Orangen halbieren und auspressen.

2. Die Mandarinen schälen.

3. Den Apfel waschen und das Kerngehäuse entfernen.

4. Alles in den Entsafter geben und entsaften, die Säfte mischen.

Bananen Fenchel Saft

Zubereitungszeit: 10 Minuten

Schwierigkeitsgrad: Leicht

Zutatenliste für 1 Portion:

2 Bananen | 1 Fenchelknolle | 4 Orangen

Zubereitung:

1. Die Orangen halbieren und auspressen.

2. Die Fenchelknolle von den äußeren Schichten befreien und reinigen, die Knolle klein schneiden.

3. Die Bananen schälen.

4. Alles in den Entsafter geben und entsaften, die Säfte mischen.

Erdbeere Feigen Saft

Zubereitungszeit: 10 Minuten

Schwierigkeitsgrad: Leicht

Zutatenliste für 1 Portion:

500g Erdbeeren | 150ml Pfefferminztee | 2 Feigen

Zubereitung:

1. Den Pfefferminztee kochen und abkühlen lassen.

2. Die Erdbeeren waschen und das Grün entfernen.

3. Die Feigen waschen und halbieren.

4. Alles in den Entsafter geben und entsaften, den Tee unter den Saft mischen.

Dattel Saft

Zubereitungszeit: 10 Minuten

Schwierigkeitsgrad: Leicht

Zutatenliste für 1 Portion:

4 Datteln | 5 Pflaumen | 4 Äpfel Rot | 2 Orangen | 1 Karotte

Zubereitung:

1. Die Orangen halbieren und den Saft auspressen und auffangen.

2. Die Pflaumen waschen und den Stein heraus lösen.

3. Die Äpfel waschen und das Kerngehäuse entfernen.

4. Die Datteln halbieren.

5. Die Zutaten zusammen in den Entsafter geben und alles entsaften.

Zucchini Apfel Saft

Zubereitungszeit: 10 Minuten

Schwierigkeitsgrad: Leicht

Zutatenliste für 1 Portion:

4 Äpfel | 1 Tasse Pfefferminztee | 2 Stängel Minze | 1 Limette

1 Zucchini

Zubereitung:

1. Die Kräuter waschen und abtropfen lassen. Die Kräuter in den Entsafter geben. Die Limette halbieren und den Saft auspressen und auffangen.

2. Die Äpfel waschen und in Viertel schneiden, das Kerngehäuse heraus lösen. Die Zucchini waschen und das Enden entfernen. Die Zutaten in den Entsafter geben.

3. Die Zutaten zusammen entsaften und mit dem Tee und dem Limettensaft mischen.

Blumenkohl Ananas Saft

Zubereitungszeit: 10 Minuten

Schwierigkeitsgrad: Leicht

Zutatenliste für 1 Portion:

1 Ananas | 4 Blumenkohl Röschen | 1 Apfel | 5g Ingwer

5g Kurkuma

Zubereitung:

1. Die Ananas schälen und vom Strunk trennen.

2. Den Blumenkohl waschen.

3. Den Ingwer und den Kurkuma schälen.

4. Den Apfel waschen und das Kerngehäuse heraus schneiden.

5. Alle Zutaten in den Entsafter geben und entsaften.

Mango Chili Saft

Zubereitungszeit: 10 Minuten

Schwierigkeitsgrad: Leicht

Zutatenliste für 1 Portion:

1 Mango | 2 Stängel Pfefferminz | 2 Stängel Basilikum | 1 Chili

4 Äpfel | 2 Karotten | 1 Limette

Zubereitung:

1. Die Kräuter waschen und abtropfen lassen. Die Kräuter in den Entsafter geben. Die Limette halbieren und den Saft auspressen und auffangen. Die Chili waschen und den Strunk entfernen.

2. Die Äpfel waschen und in Viertel schneiden, das Kerngehäuse heraus lösen. Die Mango schälen und den Stein entfernen. Die Zutaten in den Entsafter geben.

3. Die Zutaten zusammen entsaften und mit dem Limettensaft mischen.

Melonen Himbeere Saft

Zubereitungszeit: 10 Minuten **Schwierigkeitsgrad:** Leicht

Zutatenliste für 1 Portion:

1 Galia Melone | 200g Himbeeren | 2 Stängel Pfefferminz

1 Limette | 2 Äpfel

Zubereitung:

1. Die Kräuter waschen und abtropfen lassen. Die Kräuter in den Entsafter geben. Die Limette halbieren und den Saft auspressen und auffangen.

2. Die Äpfel waschen und in Viertel schneiden, das Kerngehäuse heraus lösen. Die Melone halbieren und die Kerne heraus nehmen, das Fruchtfleisch von der Schale lösen. Die Himbeeren waschen und abtropfen lassen. Die Zutaten in den Entsafter geben.

3. Die Zutaten zusammen entsaften und mit dem Limettensaft mischen.

Apfel Spinat Saft

Zubereitungszeit: 10 Minuten **Schwierigkeitsgrad:** Leicht

Zutatenliste für 1 Portion:

4 Äpfel | 1 Tasse Pfefferminztee | 2 Stängel Minze | 1 Limette

200g Spinat frisch

Zubereitung:

1. Die Kräuter waschen und abtropfen lassen. Die Kräuter in den Entsafter geben. Die Limette halbieren und den Saft auspressen und auffangen.

2. Die Äpfel waschen und in Viertel schneiden, das Kerngehäuse heraus lösen. Den Spinat waschen und abtropfen lassen. Die Zutaten in den Entsafter geben.

3. Die Zutaten zusammen entsaften und mit dem Tee und dem Limettensaft mischen.

Wassermelonen Saft

Zubereitungszeit: 10 Minuten

Schwierigkeitsgrad: Leicht

Zutatenliste für 1 Portion:

1 Wassermelone | 50g Himbeeren | 50g Blaubeeren | 3 Stängel Minze | 3 Stängel Pfefferminz

Zubereitung:

1. Die Kräuter waschen und abtropfen lassen. Die Kräuter in den Entsafter geben. Die Beeren waschen und abtropfen lassen.

2. Die Wassermelone in Viertel schneiden und das Fruchtfleisch heraus lösen. Die Zutaten in den Entsafter geben.

3. Die Zutaten zusammen entsaften.

Spinat Orangen Ingwer Saft

Zubereitungszeit: 10 Minuten

Schwierigkeitsgrad: Leicht

Zutatenliste für 1 Portion:

3 Orangen | 300g Spinat frisch | 10g Ingwer

Zubereitung:

1. Die Orangen halbieren und auspressen.

2. Den Ingwer schälen.

3. Den Spinat waschen und abtropfen.

4. Alles in den Entsafter geben und entsaften, die Säfte mischen.

Tomaten Karotten Saft

Zubereitungszeit: 10 Minuten **Schwierigkeitsgrad:** Leicht

Zutatenliste für 1 Portion:

5 Tomaten | 5 Karotten | 1 Stange Sellerie | 1/2 Kohlrabi | 3 Stängel Basilikum | 3 Stängel Thymian | 3 Stängel Oregano

Prise Salz

Zubereitung:

1. Die Kräuter waschen und abtropfen lassen. Die Kräuter in den Entsafter geben. Die Tomaten waschen und halbieren. Die Karotten waschen und vom Grün trennen. Den Sellerie waschen und leicht schälen. Den Kohlrabi schälen und in Stücke schneiden.

2. Die Zutaten zusammen entsaften und mit Salz mischen.

Gurken Petersilie Saft

Zubereitungszeit: 10 Minuten

Schwierigkeitsgrad: Leicht

Zutatenliste für 1 Portion:

2 Gurken | 5g Ingwer | 50g Petersilie | 1 Prise Cayennepfeffer

1 Zitrone

Zubereitung:

1. Die Gurke waschen. Die Petersilie waschen. Den Ingwer schälen.

2. Die Zutaten in den Entsafter geben.

3. Die Zutaten zusammen entsaften und mit dem Cayennepfeffer und dem Zitronensaft mischen.

Brokkoli Saft

Zubereitungszeit: 10 Minuten

Schwierigkeitsgrad: Leicht

Zutatenliste für 1 Portion:

4 Brokkoli Röschen | 1 Stange Sellerie | 4 Äpfel | 1/2 Gurke

1 Limette | 10g Ingwer

Zubereitung:

1. Die Brokkoli Röschen waschen und abtropfen lassen. Die Limette halbieren und den Saft auspressen und auffangen.

2. Die Äpfel waschen und in Viertel schneiden, das Kerngehäuse heraus lösen. Den Sellerie waschen und die trockenen Enden entfernen. Den Ingwer schälen. Die Gurke waschen und halbieren. Die Zutaten in den Entsafter geben.

3. Die Zutaten zusammen entsaften und mit dem Tee und dem Limettensaft mischen.

Grünkohl Saft

Zubereitungszeit: 10 Minuten

Schwierigkeitsgrad: Leicht

Zutatenliste für 1 Portion:

4 Blätter Grünkohl | 200g Spinat frisch | 3 Grüne Äpfel | 1 Orange

1/2 Salatgurke | 1 Bund Pfefferminz

Zubereitung:

1. Die Kräuter waschen und abtropfen lassen. Die Kräuter in den Entsafter geben. Die Orange halbieren und den Saft auspressen und auffangen.

2. Die Äpfel waschen und in Viertel schneiden, das Kerngehäuse heraus lösen. Den Grünkohl und den Spinat waschen und abtropfen lassen. Die Gurke waschen und halbieren. Die Zutaten in den Entsafter geben.

3. Die Zutaten zusammen entsaften und dem Orangensaft mischen.

Grapefruit Orangen Saft

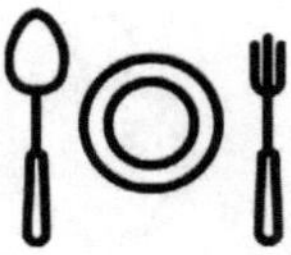

Zubereitungszeit: 10 Minuten **Schwierigkeitsgrad:** Leicht

Zutatenliste für 1 Portion:

2 Grapefruit | 3 Orangen | 4 Äpfel | 1 Banane

Zubereitung:

1. Die Orangen und die Grapefruit halbieren und auspressen.
2. Die Äpfel waschen und das Kerngehäuse entfernen.
3. Die Bananen schälen.
4. Alles in den Entsafter geben und entsaften. #
5. Die Säfte mischen.

Blumenkohl Orangen Saft

Zubereitungszeit: 10 Minuten

Schwierigkeitsgrad: Leicht

Zutatenliste für 1 Portion:

6 Blumenkohl Röschen | 2 Orangen | 1 Karotte | 1 Apfel

Zubereitung:

1. Die Blumenkohl Röschen waschen.

2. Die Karotte waschen und das Grün entfernen.

3. Den Apfel waschen und das Kerngehäuse entfernen.

4. Alles in den Entsafter geben und entsaften.

5. Die Orange halbieren und auspressen, den Saft der Orange zum fertigen Saft geben und mischen.

Orangen Basilikum Saft

Zubereitungszeit: 10 Minuten **Schwierigkeitsgrad:** Leicht

Zutatenliste für 1 Portion:

2 Orangen | 2 Äpfel | 5g Ingwer | 3 Stängel Basilikum | 2 Karotten

Zubereitung:

1. Die Kräuter waschen und abtropfen lassen. Die Kräuter in den Entsafter geben. Die Orange halbieren und auspressen.

2. Die Äpfel waschen und in Viertel schneiden, das Kerngehäuse heraus lösen. Den Ingwer schälen. Die Karotten waschen und vom Grün entfernen. Die Zutaten in den Entsafter geben.

3. Die Zutaten zusammen entsaften und mit dem Orangensaft mischen.

Limetten Apfel Saft

Zubereitungszeit: 10 Minuten

Schwierigkeitsgrad: Leicht

Zutatenliste für 1 Portion:

4 Äpfel | 2 Limette | 4 Stängel Minze | 150ml Wasser

Zubereitung:

1. Die Kräuter waschen und abtropfen lassen. Die Kräuter in den Entsafter geben. Die Limette halbieren und den Saft auspressen und auffangen.

2. Die Äpfel waschen und in Viertel schneiden, das Kerngehäuse heraus lösen. Die Zutaten in den Entsafter geben.

3. Die Zutaten zusammen entsaften und mit Limettensaft mischen.

Trauben Blaubeere Saft

Zubereitungszeit: 10 Minuten **Schwierigkeitsgrad:** Leicht

Zutatenliste für 1 Portion:

150g Weintrauben | 200g Blaubeeren | 1 Apfel | 1 Nektarine

Zubereitung:

1. Die Weintrauben und die Blaubeeren waschen.

2. Den Apfel waschen und das Kerngehäuse heraus trennen. Die Nektarine waschen und den Stein heraus nehmen. Die Zutaten in den Entsafter geben.

3. Die Zutaten zusammen entsaften.

Birnen Limetten Saft

Zubereitungszeit: 10 Minuten

Schwierigkeitsgrad: Leicht

Zutatenliste für 1 Portion:

4 Birnen | 1 Limette | 1 Stängel Minze | 150ml Kräutertee

Zubereitung:

1. Die Kräuter waschen und abtropfen lassen. Die Kräuter in den Entsafter geben. Die Limette halbieren und den Saft auspressen und auffangen.

2. Die Birnen waschen und in Viertel schneiden, das Kerngehäuse heraus lösen. Die Zutaten in den Entsafter geben.

3. Die Zutaten zusammen entsaften und mit dem Tee und dem Limettensaft mischen

Früchte Saft

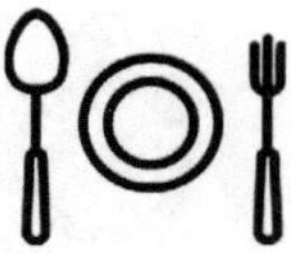

Zubereitungszeit: 10 Minuten

Schwierigkeitsgrad: Leicht

Zutatenliste für 1 Portion:

1 Apfel | 1 Ananas | 1 Pfirsich | 1 Nektarine | 1 Birne

Zubereitung:

1. Die Birne und den Apfel waschen und das Kerngehäuse entfernen.

2. Die Ananas schälen und den Strunk entfernen.

3. Die Nektarine und den Pfirsich waschen und die Kerne entfernen.

4. Alles zusammen in den Entsafter geben und entsaften.

Kürbis Ingwer Saft

Zubereitungszeit: 10 Minuten

Schwierigkeitsgrad: Leicht

Zutatenliste für 1 Portion:

20g Ingwer | 5 Karotten | 200g Hokkaido Kürbis

Zubereitung:

1. Die Karotten waschen und vom Grün befreien.

2. Den Ingwer schälen.

3. Den Kürbis halbieren und die Kerne heraus lösen, das Fruchtfleisch würfeln.

4. Alles in den Entsafter geben und entsaften.

Kürbis Saft

Zubereitungszeit: 10 Minuten **Schwierigkeitsgrad:** Leicht

Zutatenliste für 1 Portion:

1 Süßkartoffel | 200g Hokkaido Kürbis | 6 Karotten | 1/2 Galia Melone | 100g Cranbarries | 3 Tomaten

Zubereitung:

1. Die Cranbarries waschen und abtropfen lassen.

2. Die Süßkartoffel schälen.

3. Die Melone halbieren und die Kerne heraus lösen und das Fruchtfleisch in Stücke schneiden.

4. Den Kürbis schälen und das Fruchtfleisch in Stücke schneiden.

5. Die Karotten waschen und das Grün entfernen.

6. Die Tomaten waschen und halbieren.

Tomaten Paprika Saft

Zubereitungszeit: 10 Minuten

Schwierigkeitsgrad: Leicht

Zutatenliste für 1 Portion:

6 Tomaten | 4 Paprika Rot | 5g Ingwer | 1 Stange Sellerie

Zubereitung:

1. Die Tomaten waschen und halbieren.

2. Die Sellerie Stange waschen und das holzige Ende entfernen.

3. Die Paprika waschen und den Strunk sowie die Kerne heraus lösen.

4. Den Ingwer schälen.

5. Alles in den Entsafter geben und entsaften.

Spinat Orangen Ingwer Saft

Zubereitungszeit: 10 Minuten

Schwierigkeitsgrad: Leicht

Zutatenliste für 1 Portion:

3 Orangen | 300g Spinat frisch | 10g Ingwer

Zubereitung:

1. Die Orangen halbieren und auspressen.

2. Den Ingwer schälen.

3. Den Spinat waschen und abtropfen.

4. Alles in den Entsafter geben und entsaften, die Säfte mischen.

Tomaten Karotten Saft

Zubereitungszeit: 10 Minuten

Schwierigkeitsgrad: Leicht

Zutatenliste für 1 Portion:

5 Tomaten | 5 Karotten | 1 Stange Sellerie | 1/2 Kohlrabi | 3 Stängel Basilikum | 3 Stängel Thymian | 3 Stängel Oregano

Prise Salz

Zubereitung:

1. Die Kräuter waschen und abtropfen lassen. Die Kräuter in den Entsafter geben. Die Tomaten waschen und halbieren. Die Karotten waschen und vom Grün trennen. Den Sellerie waschen und leicht schälen. Den Kohlrabi schälen und in Stücke schneiden.

2. Die Zutaten zusammen entsaften und mit Salz mischen.

Paprika Apfel Saft

Zubereitungszeit: 10 Minuten **Schwierigkeitsgrad:** Leicht

Zutatenliste für 1 Portion:

2 Spitzpaprika Rot | 3 Äpfel Rot | 4 Karotten

150ml kalter Kräutertee

Zubereitung:

1. Die Äpfel waschen und das Kerngehäuse entfernen.

2. Die Paprika waschen und den Strunk sowie die Kerne entfernen.

3. Die Karotte waschen und das Grün entfernen.

4. Alles in den Entsafter geben und entsaften, mit dem Tee mischen.

Kiwi Apfel Saft

Zubereitungszeit: 10 Minuten

Schwierigkeitsgrad: Leicht

Zutatenliste für 1 Portion:

1 Gurke | 2 Sellerie Stangen | 200g Spinat frisch | 1 Kiwi | 1 Apfel

Zubereitung:

1. Die Sellerie Stangen waschen und vom holzigen Enden befreien.

2. Die Kiwi halbieren und mit einem Löffel heraus lösen.

3. Die Gurke waschen und die Enden entfernen.

4. Den Spinat waschen und abtropfen lassen.

5. Den Apfel waschen und das Kerngehäuse entfernen.

6. Alles in den Entsafter geben und entsaften.

Erdbeere Bananen Saft

Zubereitungszeit: 10 Minuten **Schwierigkeitsgrad:** Leicht

Zutatenliste für 1 Portion:

2 Bananen | 500g Erdbeeren | 1 Stängel Minze

Zubereitung:

1. Die Kräuter waschen und abtropfen lassen. Die Kräuter in den Entsafter geben.

2. Die Erdbeeren waschen und das Grün entfernen.

3. Die Bananen schälen.

4. Alles in den Entsafter geben und entsaften.

Süßkartoffel Saft

Zubereitungszeit: 10 Minuten

Schwierigkeitsgrad: Leicht

Zutatenliste für 1 Portion:

1 Süßkartoffel | 4 Stangen Sellerie | 2 Birnen | 1 Apfel
2 Orangen

Zubereitung:

1. Die Birnen und den Apfel waschen und das Kerngehäuse entfernen.

2. Die Süßkartoffel schälen und in Viertel schneiden.

3. Die Sellerie Stangen waschen und die harten Enden entfernen.

4. Die Orangen halbieren und auspressen.

5. Alles in den Entsafter geben und entsaften, mit dem Orangensaft mischen.

Weintrauben Gurken Saft

Zubereitungszeit: 10 Minuten **Schwierigkeitsgrad:** Leicht

Zutatenliste für 1 Portion:

200g Weintrauben Grün | 2 Salatgurken | 5g Ingwer

Zubereitung:

1. Den Ingwer schälen.
2. Die Weintrauben waschen und abtropfen lassen.
3. Die Gurken waschen und das Ende entfernen.
4. Alles in den Entsafter geben und entsaften.

Feigen Saft

Zubereitungszeit: 10 Minuten

Schwierigkeitsgrad: Leicht

Zutatenliste für 1 Portion:

2 Feigen | 2 Stängel Minze | 2 Stängel Pfefferminz | 1 Banane
1 Ananas

Zubereitung:

1. Die Kräuter waschen und abtropfen lassen. Die Kräuter in den Entsafter geben.

2. Die Ananas schälen und den Strunk entfernen.

3. Die Feigen waschen und das Fruchtfleisch mit einem Löffel heraus lösen.

4. Die Bananen schälen.

5. Alles in den Entsafter geben und entsaften.

Weißkohl Saft

Zubereitungszeit: 10 Minuten

Schwierigkeitsgrad: Leicht

Zutatenliste für 1 Portion:

7 Weißkohlblätter | 3 Brokkoli Röschen | 4 Tomaten | 5 Karotten

2 Zitronen

Zubereitung:

1. Die Zitronen halbieren und auspressen.

2. Die Weißkohlblätter und die Brokkoli Röschen waschen.

3. Die Tomaten waschen und halbieren.

4. Alles in den Entsafter geben und entsaften, mit dem Zitronensaft mischen.

Sauerkraut Artischocken Saft

Zubereitungszeit: 10 Minuten

Schwierigkeitsgrad: Leicht

Zutatenliste für 1 Portion:

3 Äpfel Grün | 3 Äpfel Rot | 200g Johannisbeeren Schwarz

200g Johannisbeeren Rot

Zubereitung:

1. Den Brennesseltee aufkochen und abkühlen lassen.

2. Die Atrischockenherzen reinigen.

3. Das Sauerkraut klein schneiden.

4. Alles in den Entsafter geben und entsaften, mit dem Brennesseltee mischen.

Apfel Johannisbeere Saft

Zubereitungszeit: 10 Minuten

Schwierigkeitsgrad: Leicht

Zutatenliste für 1 Portion:

3 Äpfel Grün | 3 Äpfel Rot | 200g Johannisbeeren Schwarz

200g Johannisbeeren Rot

Zubereitung:

1. Die Äpfel waschen und das Kerngehäuse heraus trennen.

2. Die Johannisbeeren waschen und vom Stiel trennen.

3. Alles in den Entsafter geben und entsaften.

Sanddorn Johannisbeere Saft

Zubereitungszeit: 10 Minuten

Schwierigkeitsgrad: Leicht

Zutatenliste für 1 Portion:

100g Sanddorn | 400g Johannisbeeren | 1 Tasse Kamillentee

Zubereitung:

1. Die Johannisbeeren waschen und vom Stiel trennen.

2. Den Sanddorn waschen und abtropfen lassen.

3. Den Kamillentee aufkochen und abkühlen lassen.

4. Alles in den Entsafter geben und entsaften und mit dem Kamillentee mischen.

Apfel Trauben Saft

Zubereitungszeit: 10 Minuten

Schwierigkeitsgrad: Leicht

Zutatenliste für 1 Portion:

5 Äpfel Grün | 200g Trauben Rot

Zubereitung:

1. Die Weintrauben waschen und abtropfen lassen.

2. Die Äpfel waschen und das Kerngehäuse heraus trennen.

3. Alles in den Entsafter geben und entsaften.

Karotten Fenchel Saft

Zubereitungszeit: 10 Minuten **Schwierigkeitsgrad:** Leicht

Zutatenliste für 1 Portion:

8 Karotten | 1 Fenchelknolle | 2 Orangen

Zubereitung:

1. Die Fenchelknolle von den äußeren Blätter reinigen und klein schneiden.

2. Die Karotten waschen und das Grün entfernen.

3. Die Orangen halbieren und auspressen..

4. Alles in den Entsafter geben und entsaften und mit dem Orangensaft mischen.

Erdbeere Brennesselsaft Saft

Zubereitungszeit: 10 Minuten

Schwierigkeitsgrad: Leicht

Zutatenliste für 1 Portion:

500g Erdbeeren | 3 Stängel Minze | 2 Stängel Pfefferminz

200ml Brennesseltee

Zubereitung:

1. Den Brennesseltee aufkochen und abkühlen lassen.

2. Die Erdbeeren waschen und das Grün entfernen.

3. Die Kräuter waschen und abtropfen lassen.

4. Alles in den Entsafter geben und entsaften.

Kirsche Saft

Zubereitungszeit: 10 Minuten

Schwierigkeitsgrad: Leicht

Zutatenliste für 1 Portion:

300g Kirschen | 200g Erdbeeren | 1 Banane

Zubereitung:

1. Die Kirschen waschen und den Stein entfernen.

2. Die Erdbeeren waschen und das Grün entfernen.

3. Die Bananen schälen.

4. Alles in den Entsafter geben und entsaften.

Brokkoli Birnen Saft

Zubereitungszeit: 10 Minuten **Schwierigkeitsgrad:** Leicht

Zutatenliste für 1 Portion:

6 Röschen Brokkoli | 4 Birnen | 1 Ananas

Zubereitung:

1. Die Brokkoli Röschen waschen.

2. Die Birnen waschen und das Kerngehäuse entfernen.

3. Die Ananas schälen und den Strunk entfernen.

4. Alles in den Entsafter geben und entsaften.

Bananen Himbeere Saft

Zubereitungszeit: 10 Minuten

Schwierigkeitsgrad: Leicht

Zutatenliste für 1 Portion:

2 Bananen | 250g Himbeeren | Äpfel rot | 1 Stängel Minze

1 Stängel Pfefferminz

Zubereitung:

1. Die Kräuter waschen und abtropfen lassen. Die Kräuter in den Entsafter geben.

2. Die Himbeeren waschen und abtropfen lassen.

3. Die Äpfel waschen und das Kerngehäuse entfernen.

4. Die Bananen schälen.

5. Alles in den Entsafter geben und entsaften.

Apfel Chia Saft

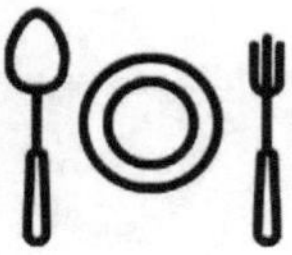

Zubereitungszeit: 10 Minuten **Schwierigkeitsgrad: Leicht**

Zutatenliste für 1 Portion:

4 Äpfel | 1 Tasse Chia Tee | 1 Stück Ingwer | 1 Zimtstange

1 Sternanis

Zubereitung:

1. Die Zimtstange und den Anis in den heißen Chia Tee geben und ziehen lassen.

2. Die Äpfel waschen und das Kerngehäuse entfernen. Die Äpfel in den Entsafter geben.

3. Den Ingwer schälen und mit in den Entsafter geben. Die Zutaten entsaften.

4. Den Anis und den Zimt heraus nehmen und den Tee mit dem Saft mischen.

Himbeere Saft

Zubereitungszeit: 10 Minuten **Schwierigkeitsgrad: Leicht**

Zutatenliste für 1 Portion:

200g Himbeeren | 2 Orangen | 1 Apfel | 1 Zitrone

Zubereitung:

1. Die Himbeeren waschen und abtropfen lassen.

2. Die Orange und die Zitrone halbieren und auspressen. Den Saft in einem Glas auffangen.

3. Den Apfel waschen und das Kerngehäuse entfernen. Den Apfel mit dem Himbeeren in den Entsafter geben und die Zutaten entsaften.

4. Den Apfel Himbeeren Saft mit dem Orangen Zitronen Saft mischen.

Gurken Limetten Saft

Zubereitungszeit: 10 Minuten **Schwierigkeitsgrad: Leicht**

Zutatenliste für 1 Portion:

1 Salatgurke | 15g Ingwer | 2 Limetten

Zubereitung:

1. Die Salatgurke waschen und die Enden entfernen. Die Gurke Vierteln.

2. Die Limette auspressen und den Saft in ein Glas geben.

3. Den Ingwer schälen und mit der Gurke in den Entsafter geben

4. Den Saft mit dem Limettensaft vermischen.

Heißer Zitronen Saft

Zubereitungszeit: 10 Minuten

Schwierigkeitsgrad: Leicht

Zutatenliste für 1 Portion:

2 Zitronen | 200ml heißes Wasser

Zubereitung:

1. Die Zitrone mit der flachen Hand auf die Arbeitsplatte drücken und dabei rollen um die Poren zu öffnen.

2. Die Zitrone halbieren und den Saft auspressen.

3. Den Saft der Zitrone mit dem heißen Saft mischen.

Tomaten Fenchel Saft

Zubereitungszeit: 10 Minuten **Schwierigkeitsgrad: Leicht**

Zutatenliste für 1 Portion:

4 Tomaten | 1 Fenchel | 2 Stangen Sellerie | 1 Stück Ingwer

1 Stück Kurkuma

Zubereitung:

1. Die Tomaten waschen und den Strunk entfernen. Den Fenchel waschen und die äußere Schicht entfernen. Den Fenchel kleiner schneiden. Den Sellerie waschen und die harten Enden entfernen.

2. Den Ingwer und den Kurkuma schälen.

3. Alle Zutaten in den Entsafter geben und die Zutaten entsaften.

Ananas Saft

Zubereitungszeit: 10 Minuten

Schwierigkeitsgrad: Leicht

Zutatenliste für 1 Portion:

1 Ananas | 1 Apfel | 1 Karotte | 2 Orangen

Zubereitung:

1. Die Orange halbieren und auspressen. Die Ananas schälen und den Strunk heraus lösen. Die Karotte waschen und das Grün entfernen.

2. Den Apfel waschen und in Viertel schneiden, das Kerngehäuse heraus lösen. Die Zutaten in den Entsafter geben.

3. Die Zutaten zusammen entsaften und mit dem Orangensaft mischen.

Karotten Saft

Zubereitungszeit: 10 Minuten

Schwierigkeitsgrad: Leicht

Zutatenliste für 1 Portion:

5 Karotten | 2 Äpfel | 1 Zitrone | 1 Orange

Zubereitung:

1. Die Orange und die Zitrone halbieren und auspressen. Den Saft auffangen.

2. Die Äpfel waschen und in Viertel schneiden, das Kerngehäuse heraus trennen.

3. Die Karotte waschen und das Grün entfernen. Die Karotte mit den Äpfeln in den Entsafter geben und beides entsaften.

4. Den Saft mit dem Saft der Zitrone und der Orange mischen.

Pflaumen Zimt Saft

Zubereitungszeit: 10 Minuten

Schwierigkeitsgrad: Leicht

Zutatenliste für 1 Portion:

1 Zimtstange | 400g Pflaumen | 200ml heißes Wasser

Zubereitung:

1. Die Zimtstange in das heiße Wasser geben und ziehen lassen.

2. Die Pflaumen waschen und halbieren und den Kern heraus lösen. Die Pflaumen in den Entsafter geben.

3. Die Pflaumen entsaften und mit dem Zimt Wasser vermischen.

Apfel Minze Saft

Zubereitungszeit: 10 Minuten **Schwierigkeitsgrad: Leicht**

Zutatenliste für 1 Portion:

4 Äpfel | 1 Tasse Pfefferminztee | 2 Stängel Minze | 1 Limette

Zubereitung:

1. Die Kräuter waschen und abtropfen lassen. Die Kräuter in den Entsafter geben. Die Limette halbieren und den Saft auspressen und auffangen.

2. Die Äpfel waschen und in Viertel schneiden, das Kerngehäuse heraus lösen. Die Zutaten in den Entsafter geben.

3. Die Zutaten zusammen entsaften und mit dem Tee und dem Limettensaft mischen.

Apfel Ingwer Saft

Zubereitungszeit: 10 Minuten **Schwierigkeitsgrad: Leicht**

Zutatenliste für 1 Portion:

500g Äpfel | 50g Ingwer | 1 Zitrone | 1 Limette

Zubereitung:

1. Die Zitrone und die Limette halbieren und beide Auspressen.

2. Die Äpfel waschen und in Viertel schneiden, das Kerngehäuse heraus lösen. Den Ingwer schälen.

3. Die Zutaten zusammen entsaften und mit dem Zitronen und Limetten Saft mischen.

Mango Ananas Saft

Zubereitungszeit: 10 Minuten **Schwierigkeitsgrad: Leicht**

Zutatenliste für 1 Portion:

1 Zimtstange | 400g Pflaumen | 200ml heißes Wasser

Zubereitung:

1. Die Kräuter waschen und abtropfen lassen. Die Kräuter in den Entsafter geben.

2. Die Ananas schälen und vom Strunk entfernen. Die Mango schälen und den Stein heraus lösen.

3. Die Zutaten zusammen entsaften und bei Bedarf mit Wasser verdünnen.

Beeren Saft

Zubereitungszeit: 10 Minuten

Schwierigkeitsgrad: Leicht

Zutatenliste für 1 Portion:

200g Erdbeeren | 200g Himbeeren | 200g Johannisbeeren

200g Brombeeren | 100ml Wasser

Zubereitung:

1. Die Beeren waschen und vom Strunk, Grün und Stiel entfernen.

2. Die in den Entsafter geben.

3. Die Zutaten zusammen entsaften und bei Bedarf mit Wasser verdünnen.

Blaubeere Saft

Zubereitungszeit: 10 Minuten **Schwierigkeitsgrad:** Leicht

Zutatenliste für 1 Portion:

250g Blaubeeren | 3 Stängel Minze | 150ml Wasser

Zubereitung:

1. Die Minze waschen und abtropfen lassen. Die Minze in den Entsafter geben.

2. Die Blaubeeren waschen und abtropfen lassen, die Blaubeeren in den Entsafter geben.

3. Die Zutaten zusammen entsaften und bei Bedarf mit Wasser verdünnen.

Grüner Saft

Zubereitungszeit: 10 Minuten

Schwierigkeitsgrad: Leicht

Zutatenliste für 1 Portion:

1/2 Ananas | 1 Banane | 200g Spinat frisch | Saft von Limetten

1 Tasse Grüner Tee

Zubereitung:

1. Die Limette auspressen und zu dem Grünen Tee geben.

2. Die Banane schälen. Den Spinat waschen und abtropfen lassen. Die Ananas schälen, den Strunk entfernen und das Fruchtfleisch leicht Würfeln.

3. Die Zutaten zusammen in den Entsafter geben und entsaften, bei Bedarf mit Wasser verdünnen.

4. Den fertigen Saft mit dem Tee und dem Limettensaft mischen.

Kiwi Saft

Zubereitungszeit: 10 Minuten

Schwierigkeitsgrad: Leicht

Zutatenliste für 1 Portion:

4 Kiwi Gold | 4 Kiwi Grün | 1 Prise Zimt | 1 Prise Nelken

100ml Pfefferminz Tee

Zubereitung:

1. Die Kiwi halbieren und mit Hilfe eines Esslöffels aus der Schale nehmen.

2. Die Kiwi in den Entsafter geben.

3. Den Kiwisaft mit dem Pfefferminz Tee, dem Zimt und der Nelke verrühren.

Grapefruit Saft

Zubereitungszeit: 10 Minuten **Schwierigkeitsgrad:** Leicht

Zutatenliste für 1 Portion:

1 Grapefruit | 2 Orangen | 1 Zitrone | 200ml Warmes Wasser

Zubereitung:

1. Die Grapefruit halbieren und auspressen.

2. Die Zitrone und die Orangen ebenfalls halbieren und auspressen.

3. Die Zutaten zusammen mit dem warmen Wasser mischen.

Rote Beete Saft

Zubereitungszeit: 10 Minuten **Schwierigkeitsgrad:** Leicht

Zutatenliste für 1 Portion:

1 Frische Rote Beete | Saft 1 Limette | 2 Karotten | 2 Äpfel

1 TL Kokosöl

Zubereitung:

1. Die Limette auspressen und den Saft in ein Glas geben.

2. Die Rote Beete waschen und halbieren. Die Karotte waschen und das Grün entfernen. Den Apfel waschen und in Viertel schneiden, das Kerngehäuse heraus trennen.

3. Die Zutaten zusammen entsaften und bei Bedarf mit Wasser verdünnen.

4. Den fertigen Saft mit dem Limettensaft und dem Kokosöl vermischen.

Scharfer Tomaten Saft

Zubereitungszeit: 10 Minuten **Schwierigkeitsgrad:** Leicht

Zutatenliste für 1 Portion:

3 Tomaten | 1 Stange Sellerie | 1 Chili | 5g Ingwer | 3 Stängel Basilikum | 3 Stängel Oregano | Salz, Pfeffer

Zubereitung:

1. Die Kräuter waschen und abtropfen lassen. Die Chili waschen und den Strunk entfernen. Die Kräuter und die Chili in den Entsafter geben.

2. Die Tomaten waschen und halbieren, den Strunk heraus nehmen und die Tomaten in den Entsafter geben. Den Sellerie reinigen und die holzigen Enden entfernen. Den Ingwer schälen und in den Entsafter geben.

3. Die Zutaten zusammen entsaften und bei Bedarf mit Wasser verdünnen.

4. Den fertigen Saft mit Salz und Pfeffer abschmecken.

Suppen Rezepte

Basische Suppe

Zubereitungszeit: 5 Minuten **Schwierigkeitsgrad:** Leicht

Zutatenliste für 1 Portion:

2 Stängel Thymian | 2 Stängel Liebstöckel | 2 Blätter Lorbeer

2 Stängel Salbei | 50g Fenchel | 1 Karotte | 100g Sellerie

1 Knoblauchzehe | 300ml Wasser | Salz und Pfeffer

Zubereitung:

1. Die Kräuter waschen und abtropfen lassen. Die Kräuter bis auf die Lorbeerblätter in den Mixer geben.

2. Die Fenchelknolle putzen und waschen, den Strunk entfernen und die Knolle etwas klein hacken. Den Sellerie waschen und schälen, sowie in Würfel schneiden. Die Karotte waschen und das Grün entfernen. Die Knoblauchzehe schälen.

3. Die Zutaten zusammen mit dem Wasser in einen Mixer geben und gut pürieren.

4. Die kalte pürierte Suppe in einen Topf geben die Lorbeerblätter dazu geben und aufkochen. Mit Salz und Pfeffer abschmecken.

Paprika Suppe

Zubereitungszeit: 5 Minuten **Schwierigkeitsgrad:** Leicht

Zutatenliste für 1 Portion:

1 Paprika Rot | 1 Paprika Gelb | 1 Paprika Grün | 20g Petersilie

20g Schnittlauch | Salz | Pfeffer | 200ml Wasser

Zubereitung:

1. Die Kräuter waschen und abtropfen lassen. Die Kräuter in den Mixer geben.

2. Die Paprika waschen und halbieren, den Strunk heraus nehmen und die Kerne heraus lösen. Die Paprika in den Mixer geben.

3. Die Zutaten zusammen mit dem Wasser in einen Mixer geben und gut pürieren.

4. Die kalte pürierte Suppe in einen Topf geben und aufkochen. Mit Salz und Pfeffer abschmecken.

Klare Kräuter Suppe

Zubereitungszeit: 15 Minuten

Schwierigkeitsgrad: Leicht

Zutatenliste für 1 Portion:

20g Liebstöckel | 20g Löwenzahn | 20g Petersilie

20g Schnittlauch | 200ml Wasser | Salz und Pfeffer

Zubereitung:

1. Die Kräuter waschen und abtropfen lassen. Die Kräuter in den Mixer geben.

2. Die Zutaten zusammen mit dem Wasser in einen Mixer geben und gut pürieren.

3. Die kalte pürierte Suppe in einen Topf geben und aufkochen. Mit Salz und Pfeffer abschmecken.

Zucchini Suppe

Zubereitungszeit: 15 Minuten **Schwierigkeitsgrad:** Leicht

Zutatenliste für 1 Portion:

300g Zucchini | 1 Kartoffel | 1 Grüne Paprika | 1 Pastinake

2 EL Gemüsebrühe | 250ml Wasser

Zubereitung:

1. Die Zucchini waschen und die Enden entfernen. Die Kartoffel schälen und klein schneiden.

2. Die Paprika waschen und den Stiel sowie die Kerne entfernen. Die Pastinake schälen und vom Grün befreien.

3. Die Zutaten zusammen mit dem Wasser in einen Mixer geben und gut pürieren.

4. Die kalte pürierte Suppe in einen Topf geben und aufkochen. Mit der Gemüsebrühe abschmecken.

Orangen Karotten Suppe

Zubereitungszeit: 15 Minuten

Schwierigkeitsgrad: Leicht

Zutatenliste für 1 Portion:

500g Karotten | 3 Orangen | 1 Chili | Salz | Pfeffer

200ml Wasser

Zubereitung:

1. Die Orangen halbieren und den Saft in den Mixer pressen.

2. Die Karotten waschen und das Grün entfernen. Die Chili halbieren, den Strunk entfernen und die Kerne heraus lösen.

3. Die Zutaten zusammen mit dem Wasser in einen Mixer geben und gut pürieren.

4. Die kalte pürierte Suppe in einen Topf geben und aufkochen. Mit Salz und Pfeffer abschmecken.

Gemüse Suppe

Zubereitungszeit: 15 Minuten **Schwierigkeitsgrad:** Leicht

Zutatenliste für 1 Portion:

200g Tomaten | 200g Karotten | 200g Sellerie | 5g Ingwer

Salz | Pfeffer | 300ml Wasser

Zubereitung:

1. Den Ingwer schälen und in den Mixer geben.

2. Die Tomaten waschen und halbieren, den Strunk heraus nehmen. Die Karotten schälen und das Grün entfernen. Den Sellerie reinigen und die Enden entfernen.

3. Die Zutaten zusammen mit dem Wasser in einen Mixer geben und gut pürieren.

4. Die kalte pürierte Suppe in einen Topf geben und aufkochen. Mit Salz und Pfeffer abschmecken.

Kürbis Suppe

Zubereitungszeit: 15 Minuten

Schwierigkeitsgrad: Leicht

Zutatenliste für 1 Portion:

1 Butternut Kürbis | 3 Stiele Oregano | 3 Stiele Basilikum | 3 Stiele Thymian | 3 Stiele Rosmarin | Salz | Pfeffer | 200ml Wasser

Zubereitung:

1. Die Kräuter waschen und abtropfen lassen. Bei Rosmarin und Thymian die Nadeln abzupfen und die Stiele entfernen. Die Kräuter in den Mixer geben.

2. Den Butternut waschen und halbieren, den Strunk entfernen und die Kerne heraus nehmen. Das Fruchtfleisch in Stücke schneiden und in dem Mixer geben.

3. Die Zutaten zusammen mit dem Wasser in einen Mixer geben und gut pürieren.

4. Die kalte pürierte Suppe in einen Topf geben und aufkochen. Mit Salz und Pfeffer abschmecken.

Brokkoli Suppe

Zubereitungszeit: 15 Minuten **Schwierigkeitsgrad:** Leicht

Zutatenliste für 1 Portion:

500g Brokkoli | 1 Zitrone | 1 Bund Petersilie | 1/2 Bund Kresse

Salz | Pfeffer | 250ml Wasser

Zubereitung:

1. Die Kräuter waschen und abtropfen lassen. Die Kräuter in den Mixer geben.

2. Den Brokkoli von Strunk trennen, waschen und abtropfen lassen.

3. Die Zutaten zusammen mit dem Wasser in einen Mixer geben und gut pürieren.

4. Die kalte pürierte Suppe in einen Topf geben und aufkochen. Mit Salz und Pfeffer abschmecken.

Karotte Suppe

Zubereitungszeit: 15 Minuten **Schwierigkeitsgrad:** Leicht

Zutatenliste für 1 Portion:

500g Karotten | 20g Ingwer | 100g Erbsen TK | Salz
Pfeffer | 200ml Wasser

Zubereitung:

1. Die Erbsen leicht antauen und in den Mixer geben.

2. Die Karotten waschen oder bei Bedarf schälen und das Grün entfernen. Die Karotten in den Mixer geben.

3. Den Ingwer schälen und in den Mixer geben. Das Wasser hinzufügen und alles gut pürieren.

4. Die kalte pürierte Suppe in einen Topf geben und aufkochen. Mit Salz und Pfeffer abschmecken.

Tomaten Suppe

Zubereitungszeit: 15 Minuten

Schwierigkeitsgrad: Leicht

Zutatenliste für 1 Portion:

500g Tomaten | 3 Stiele Basilikum | 3 Stiele Petersilie | 3 Stiele Oregano | Salz | Pfeffer | 20g Schnittlauch | 200ml Wasser

Zubereitung:

1. Die Kräuter waschen und abtropfen lassen. Die Kräuter in den Mixer geben.

2. Die Tomate waschen und halbieren, den Strunk heraus nehmen und die Tomaten in den Mixer geben.

3. Die Zutaten zusammen mit dem Wasser in einen Mixer geben und gut pürieren.

4. Die kalte pürierte Suppe in einen Topf geben und aufkochen. Mit Salz und Pfeffer abschmecken.

Haftungsausschluss

Die Umsetzung aller enthaltenen Informationen, Anleitungen und Strategien dieses Buches erfolgt auf eigenes Risiko. Für etwaige Schäden jeglicher Art kann der Autor aus keinem Rechtsgrund eine Haftung übernehmen. Für Schäden materieller oder ideeller Art, die durch die Nutzung oder Nichtnutzung der Informationen bzw. durch die Nutzung fehlerhafter und/oder unvollständiger Informationen verursacht wurden, sind Haftungsansprüche gegen den Autor grundsätzlich ausgeschlossen. Ausgeschlossen sind daher auch jegliche Rechts- und Schadenersatzansprüche. Dieses Werk wude mit größter Sorgfalt nach bestem Wissen und Gewissen erarbeitet und niedergeschrieben. Für die Aktualität, Vollständigkeit und Qualität der Informationen übernimmt der Autor jedoch keinerlei Gewähr. Auch können Druckfehler und Falschinformationen nicht vollständig ausgeschlossen werden. Für fehlerhafte Angaben vom Autor kann keine juristische Verantwortung sowie Haftung in irgendeiner Form übernommen werden.

Urheberrecht

Alle Inhalte dieses Werkes sowie Informationen, Strategien und Tipps sind urheberrechtlich geschützt. Alle Rechte sind vorbehalten. Jeglicher Nachdruck oder jegliche Reproduktion – auch nur auszugsweise – in irgendeiner Form wie Fotokopie oder ähnlichen Verfahren, Einspeicherung, Verarbeitung, Vervielfältigung und Verbreitung mit Hilfe von elektronischen Systemem jeglicher Art (gesamt oder nur auszugsweise) ist ohne ausdrückliche schriftliche Genehmigung des Autors strengstens untersagt. Alle Übersetzungsrechte vorbehalten. Die Inhalte dürfen keinesfalls veröffentlicht werden. Bei Missachtung behält sich der Autor rechtliche Schritte vor.

© Maria Engelmann 2019

1. Auflage

Kontakt: JT-Handels-UG/ Berumer Str.44/ 26844 Jemgum

Covergestaltung© Maria Engelmann 2019

Printed in Poland
by Amazon Fulfillment
Poland Sp. z o.o., Wrocław

18772357R00077